DES SERVICES QUE PEUVENT RENDRE

LES EAUX-BONNES

DANS LA

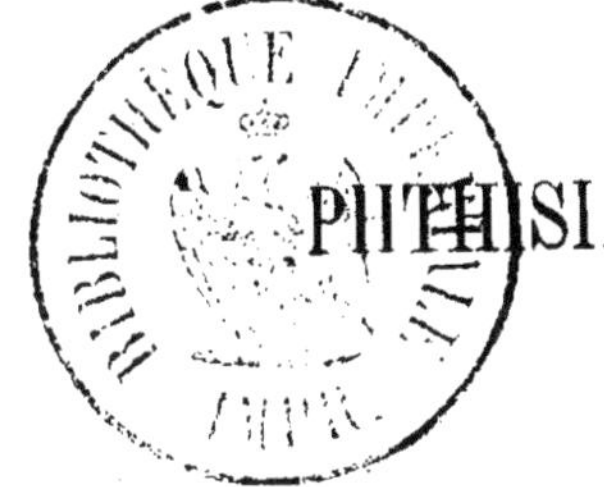

PHTHISIE PULMONAIRE

PAR

Le Dr GUICHARD

MÉDECIN A TROYES

Extrait du Bulletin de la Société Médicale de l'Aube

TROYES

IMPRIMERIE ET LITHOGRAPHIE DUFOUR-BOUQUOT

Rue Notre-Dame, 43 et 41

M D CCC LXV

DES SERVICES QUE PEUVENT RENDRE

LES EAUX-BONNES

DANS LA

PHTHISIE PULMONAIRE

MÉMOIRE LU A LA SOCIÉTÉ MÉDICALE DE L'AUBE — OCTOBRE 1864

Par le Dr GUICHARD

Médecin à Troyes et membre de cette Société.

Il est difficile de parler à des médecins de la guérison de la phthisie sans exciter quelques manifestations sceptiques. Ce n'est pas qu'on ait manqué de voir des phthisiques, dont on a désespéré et qui pourtant vivent encore; mais, en règle générale, cette maladie suit ses périodes avec plus ou moins de lenteur et aboutit à un terme fatal.

J'ai eu l'occasion de voir et d'étudier cette année une station thermale où l'on s'occupe beaucoup de cette maladie. On parrait la guérir positivement dans un certain nombre de cas, on l'arrête souvent en suspendant son cours et en donnant ainsi aux malades un répit dont ils peuvent profiter; mais ces heureux résultats ne se produisent que dans des conditions déterminées.

J'ai passé un mois aux Eaux-Bonnes, cherchant à me rendre compte des choses, questionnant les médecins, les malades et étudiant la plupart des écrits publiés. J'ai travaillé avec quelques confrères et fait, avec eux, des expériences, pour user de mon mieux d'un séjour forcé dans cette station. Je crois être arrivé à une conviction; mais on verra dans quelles limites et avec quelles réserves.

Pour être bien compris et pour mettre de l'ordre dans les divers éléments d'une question assez longue à exposer, je suis obligé de parler successivement des lieux, du traitement hygiénique et médical, de l'action physiologique des eaux, avant d'aborder la phthisie dans ses conditions de curabilité, l'action thérapeutique et le chapitre des indications et des contre-indications des eaux.

Je serai aussi bref que possible et je sollicite néanmoins toute la bienveillance de la Société.

I

Tout le monde connaît la réputation des Eaux-Bonnes. Il y a longtemps qu'on y vient de toutes parts, malgré l'interminable longueur de la route. Aujourd'hui le chemin de fer vous transporte de Paris à Pau en 17 heures et les 40 kilomètres restants se font en 4 ou 5 heures en voiture, par une route magnifique. Ce n'est donc plus le temps de ces longues journées de diligence avec des haltes obligées dans les principales villes de ce parcours de 215 lieues et on ne connaît plus ces chûtes dans les précipices qui effrayaient naguère les voyageurs. Aussi le médecin se trouve-t-il plus à l'aise qu'autrefois, lorsqu'il s'agit de prendre un parti. Il redoutait, avec raison, les fatigues qu'allaient encourir ses clients et les chances funestes qui pouvaient les surprendre si loin de leur famille. Aujourd'hui le voyage n'est plus rangé parmi les contre-indications.

Une famille de médecins célèbres, les Bordeu, a donné à ces eaux un véritable prestige. Avant eux, elles étaient connues dans la contrée; mais depuis Théophile Bordeu surtout leur réputation s'est étendue. On a dès lors apprécié la spécialité de propriétés qui les distingue et que d'habiles médecins ont mises en lumière.

On traitait autrefois aux Eaux-Bonnes toutes les maladies qui sont du ressort de la médication sulfureuse. Leur première notoriété paraît se rattacher aux succès obtenus dans le traitement de soldats béarnais blessés à la bataille de Pavie. Mais le nom d'eaux d'Arquebusade qu'elles ont porté d'abord a été dévolu depuis à Barèges où l'abondance des eaux, une thermalité plus élevée et quelques qualités particulières, offrent des avantages évidemment supérieurs dans le traitement des plaies d'armes à feu. Des malades atteints de dyspepsies, de chlorose, de rhumatismes, de scrofules, de dartres, d'affections du foie, d'hémorrhoïdes, de fistules à l'anus, se rendent encore aujourd'hui aux Eaux-Bonnes : ces eaux peuvent être utiles dans ces diverses maladies ; mais toutes ces aptitudes curatives s'effacent devant leur vertu de guérir les affections catarrhales des voies aériennes, diverses angines et surtout la phthisie. Les praticiens du lieu, disposés à faire assez bon marché d'un certain nombre d'indications en tant qu'on les considérerait comme spéciales, revendiquent avec instance ces dernières attributions et comme le chiffre des malades, loin de diminuer par suite de cette élimination, a plutôt augmenté ; il en résulte qu'on ne voit nulle part une clinique plus instructive. Toutes les variétés de la phthisie, à toutes leurs périodes, à tous les âges et dans toutes les conditions possibles de tempérament et d'idiosyncrasie, viennent s'essayer à cette pierre de touche qui a le pouvoir de débrouiller les diagnostics obscurs.

On ne voit guère là que de véritables malades au milieu de gens valides et, comme la phthisie à son début rend triste, il est fort heureux que la population de ce village, bâti dans une fente de rochers au-dessus de vallées qui s'échelonnent, soit égayée par des personnes disposées à jouir de ce beau pays et capables d'entraîner les malades dans des distractions utiles au traitement. Il y a encore les touristes qui parcourent les Pyrénées et qui ne manquent guère de venir passer quelques instants aux Eaux-Bonnes ; mais quand ils ont chevauché le long des gaves, franchi les cols, escaladé les montagnes et surtout le pic du Gers qui domine le village de près de 2,000 mètres, ils s'en vont visiter d'autres vallées et rejoindre la foule qui s'amuse à Bagnères-de-Bigorre, à Luchon, à Biarritz, etc.

Les malades ont des promenades faites pour eux et taillées horizontalement sur le flanc des montagnes. D'autres, suivant en cela les prescriptions traditionnelles des médecins, font des courses à cheval ; mais nos confrères les médecins ne vont pas cependant jusqu'à trouver indifférentes ces allures folles des cavalcades qui ramènent à la buvette, haletants et inondés de sueurs, maints phthisiques fort avancés, pour les faire boire aux heures réglementaires.

Quand on a l'heureuse fortune d'avoir un temps favorable, le site est plein d'attraits, quoique sa beauté soit un peu sévère. Le soleil, c'est celui de l'Espagne, est ardent; mais des brises fraîches le tempèrent quelquefois au milieu du jour. Il y a de beaux ombrages, de belles pelouses, des eaux courantes et des cascades à portée des malades les moins ingambes et, pour ceux qui peuvent marcher en montant, de charmants sentiers sous le feuillage de hêtres bizarres et noueux qui semblent se traîner sur le flanc des montagnes.

Le matin, il fait frais; le soir, il arrive souvent des brumes des profondeurs de la vallée d'Ossau ; il faut prendre garde à ces transitions assez brusques et se munir de vêtements de circonstance. Les refroidissements sont la cause de quelques accidents qu'il serait souverainement injuste d'attribuer aux eaux. L'air est pur, balsamique, ozonifère (Pietra-Santa); il est peu oxigéné à cette altitude de 780 mètres. La diminution de pression atmosphérique rend la respiration plus fréquente. L'air est calme et relativement saturé d'humidité. Les pluies d'orages, assez communes, refroidissent le temps presque instantanément; mais sur ces pentes rapides, l'eau ne séjourne pas (1).

Un phthisique est un individu qui dépérit, il perd tous les jours et répare insuffisamment ses pertes et tandis que dans

---

(1) L'altitude des Eaux-Bonnes est bien au-dessous des chiffres de 1,500 à 2,000 mètres où la phthisie est inconnue. Cependant cette maladie y est extrêmement rare parmi les gens du pays. On ne doit pas tenir compte des phthisiques venus de loin, qui succombent pendant le traitement thermal, et dont on dissimule le décès avec tant de sollicitude aux malades.

Le docteur Schnepp, l'un des inspecteurs-adjoints, avec qui j'ai eu l'avantage d'entretenir de précieuses relations, fait remarquer (note lue à l'Académie des sciences, 9 janvier 1865) que les Eaux-Bonnes se rapprochent des altitudes exemptes de phthisie.

La température moyenne pendant la saison thermale est de 17°. Elle est moindre au mois de juin, où cette saison commence, et au mois de sepla période de cachexie on le voit se cramponner à la vie, manger avec un appétit vorace, chercher des distractions et des plaisirs, il présente souvent une autre physionomie au début du mal. Il est triste et, cependant insouciant de son état, il est venu aux Eaux-Bonnes malgré lui. Ses fonctions digestives sont souvent dépravées, il mange peu et se nourrit mal. La toux interrompt son sommeil et l'expectoration l'épuise déjà. Il s'affaiblit donc, non-seulement par les progrès d'une maladie qui le mine sourdement, mais il concourt encore à la ruine de ses forces en fermant la porte aux moyens de réparation.

Le changement de milieu offre assurément une puissante diversion aux préoccupations tristes. Quand un malade est sorti de l'habitude de la vie qui est devenue maussade autour de lui, soit à cause du changement de son caractère, soit à cause des réactions sympathiques de son entourage, il trouve tout à coup rompues ces conditions morales funestes qu'il s'était façonnées peu à peu. Force lui est donc de chercher des distractions contre l'ennui qui l'accompagne et, comme il ne trouve plus autour de lui les objets habituels de ses soucis et de ses préoccupations, il se laisse persuader insensiblement par ceux qui prétendent le guérir.

Sous l'influence de l'atmosphère vivifiante des montagnes, de l'altitude, de l'exercice modéré et soutenu, il retrouve ses forces. L'attrait des conversations, la facilité des liaisons, l'exemple d'autres personnes naguère malades et qui viennent affermir une guérison déjà presque évidente, la force de l'imitation, l'influence impérieuse et toujours présente du médecin des eaux, la séduction même de la vie matérielle plus abon-

---

tembre, où elle finit. Le chiffre moyen de ces deux mois varie entre 14° et 15°. Cette dernière moyenne est analogue à celle des plateaux des Andes et de l'Himalaya pendant toute l'année; à celle des Alpes et du Harz, ou des Steppes de la Russie pendant la saison chaude. Aux Eaux-Bonnes, la température du mois d'août est peut-être trop élevée pour les poitrinaires.

Comme aux altitudes où la phthisie est rare, le poids de l'air est diminué, l'humidité relative et les pluies plus considérables. Ces régions sont en général plus froides que chaudes; leur température moyenne annuelle est assez basse, l'amplitude des oscillations thermométriques peu considérable et, tandis que les maxima absolus ne s'élèvent pas au-dessus de 18° à 20°, les minima descendent à 0 et beaucoup au-dessous.

dante et plus recherchée que chez lui, entraînent le malade. L'appétit renaît, la respiration se fait plus amplement, l'esprit s'occupe et s'intéresse à quelque chose et un mois, six semaines se passent, pendant lesquels le malade s'est nourri, a dormi et enfin a vécu, au moral et au physique, mieux que chez lui.

Il suffirait peut-être de cet ensemble de moyens, qui touchent à tous les chapitres de la matière de l'hygiène, pour opérer des modifications sensibles et même la guérison de certains états chroniques, de convalescences tardives, d'épuisements dus à des travaux, des excès, des chagrins ; mais il faut ajouter quelque chose à ces mêmes moyens pour enrayer une maladie comme la phthisie. Ces moyens ne sont plus alors que des auxiliaires de grande importance sans doute et tout l'intérêt se porte sur l'action des eaux thermo-minérales.

II

Les sources réunies à l'établissement ont 33° centigrades. Elles ne fournissent guère d'eau que pour une dizaine de baignoires et encore faut-il élever artificiellement la température. Une salle d'inhalation où l'on administre des douches pharyngiennes et des douches pulvérisées est de plain-pied avec la buvette et les promenoirs. Au-dessous, sont installées les salles où l'on prend les bains de pied, moyen dérivatif fort employé. Quand un traitement comporte un grand nombre de bains, au moment de l'affluence des malades, ou des bains de piscine, des douches sur le tronc et les membres, il faut aller compléter sa cure à l'établissement des Eaux-Chaudes. Il y a 4 kilomètres, la route est très-belle et pittoresque ; des chevaux, ou des services d'omnibus qui font le trajet plusieurs fois par jour, permettent d'exécuter aisément la prescription du médecin. Ce n'est qu'une addition notable aux frais de séjour.

Quand on vient aux Eaux-Bonnes, c'est pour boire de l'eau et c'est à cela, à des gargarismes ou à des douches dans la salle d'inhalation que se borne le traitement de la plupart des malades réputés phthisiques. Pourquoi ne pas aller à d'autres thermes mieux pourvus, quand il s'agit de maladies qui réclament la balnéation comme élément indispensable du traitement (1)?

C'est à la buvette thermale que se pressent les malades. Les rangs sociaux sont parfaitement confondus : chacun arrive à son tour et s'empresse de prendre sur la table de marbre et d'avaler le verre d'eau rempli au quart, à la moitié ou au complet, par le garçon. L'odeur sulfhydrique est alors assez prononcée, sans être désagréable; l'eau se digère assez facilement et ne laisse pas d'arrière-goût nauséeux. On l'administre avec prudence en commençant par quelques cuillerées par jour. Ces doses sont répétées 3 ou 4 fois, à 7 heures, à 9 heures du matin, à 3 heures, à 4 heures de l'après-midi. On augmente les doses tous les 4 jours environ et on arrive ainsi au chiffre de 3 ou 4 verres par jour, à peu près un litre. Le fractionnement des doses est utile pour multiplier la puissance de l'eau; le dégagement d'acide sulfhydrique se fait très-rapidement et les malades qui ne peuvent boire l'eau qu'avec addition de lait, d'infusion de tilleul, de sirops, perdent certainement une partie de ses avantages. Il est passé en usage de tolérer le sirop de gomme; mais l'eau n'agit

---

(1) L'installation se perfectionne cependant; elle était, jusqu'ici, sous touts les rapports, d'une médiocrité choquante. On a fait des promenoirs couverts et on a conquis sur la montagne un espace ou peuvent circuler les buveurs qui attendent l'heure et leur tour. Un escalier monumental conduit à ces promenoirs et à des salles de bains de pied distinctes pour les hommes et pour les femmes. Jadis c'étaient des files de malades sur l'unique perron et sur la rampe escarpée qui conduit à l'établissement, des queues comme aux théâtres, à certains jours de prospérité. Les touristes ont ri de cet encombrement, ils ont crayonné cette foule bigarrée, fort en peine les jours de pluie. Les malades avaient quelque droit de se plaindre de dispositions aussi mesquines et périlleuses dans un lieu dont ils faisaient la fortune. Heureusement que l'administration a fini par trouver les moyens de recevoir ses hôtes plus honorablement. On agrandit aussi la chapelle catholique, trop humide et trop étroite pour la foule stationnant à ses portes et sur la terrasse qui précède le modeste édifice; des tentes protégeaient fort mal contre la pluie, le brouillard ou le soleil, les assistants du dehors pendant les offices. Depuis plusieurs années, nos opulents voisins d'outre-Manche jouissaient d'un temple confortable. On bâtit aussi un hôpital pour les malades pauvres; enfin, on paraît songer à utiliser une source sulfureuse qui se perd dans un gave, afin d'avoir quelques cabinets de bains supplémentaires.

jamais aussi bien que lorsqu'elle est prise seule (1). La saison ou la *cure* est d'une vingtaine de jours, auxquels on ajoute une *cure* ou une *demi-cure*, séparées ou non par des intervalles de repos, suivant la tolérance de l'estomac et l'époque d'apparition de la saturation thermale. Fixer sa durée à une *cure*, c'est prendre un engagement arbitraire, fréquemment contrarié par les événements.

Du temps de Bordeu, la *cure* était de 9 jours et l'on prescrivait une série de neuvaines de jours ; mais alors on faisait prendre aux malades beaucoup plus d'eau qu'aujourd'hui, 2 à 3 litres, et ils en buvaient encore aux repas. On s'imaginait que, pour obtenir des effets curatifs, il fallait imprimer à l'économie un ébranlement considérable. Ce n'est pas là pratique actuelle, et l'expérience a démontré que la guérison s'opère mieux sans secousses.

Les médecins regardent comme un bon signe pour l'issue du traitement la tolérance de l'eau pendant toute la durée de

(1) Que penser, en vérité, de cette polypharmacie qui consiste à mêler à cette liqueur, à l'instant où elle sort de son mystérieux laboratoire, dans toute la générosité de ses vertus, tant de drogues qu'on n'est pas venu demander aux Pyrénées ?

Si un malade est venu de 200, de 500 lieues, de l'Asie, de l'autre hémisphère, c'est évidemment pour tenter quelque chose de neuf ; il vient se soumettre à un traitement tout particulier ; il vient boire à sa source ce médicament singulier, ce médicament à part qu'on appelle une eau minérale, et sur laquelle l'analyse chimique n'a pas encore dit son dernier mot.

On l'a comparée à un liquide organisé et vivant (Pidoux) ; elle perd ses meilleures propriétés si elle n'est prise à l'instant même ; elle est chaude, elle contient des gaz qui s'échappent aussitôt, elle contient un grand nombre de substances minérales, et l'on vous additionne ce remède merveilleux avec de la digitale, du quinquina, de l'iodure de fer, des astringents, des antispasmodiques, des calmants ! Il me semble qu'on manque le but, et, que pour vouloir faire trop de choses à la fois, on réduit l'expérience à zéro. Il faut boire l'eau pure, c'est ainsi qu'elle peut produire tous ses effets. Les médecins le disent à la vérité ; mais il me semble qu'ils ne réagissent pas assez énergiquement contre des habitudes routinières. Je sais bien que des indications accessoires peuvent surgir dans le cours du traitement ; mais, s'il faut déroger au principe, pourquoi ne pas réserver les médicaments propres à satisfaire aux indications intercurrentes à d'autres heures de la journée et à une distance suffisante des prises de l'eau médicinale ?

la cure, c'est-à-dire, la non-interruption des doses croissantes. Les phénomènes de la saturation thermale ne se présentent pas toujours avec régularité. En général, c'est au bout de 20 ou 25 jours, quelquefois c'est plus tôt, quelquefois à 40 jours il n'en est pas encore question.

On a fait beaucoup d'analyses des Eaux-Bonnes. Je me dispenserai de reproduire des chiffres et de faire l'énumération de toutes les substances qu'on y a trouvées jusqu'ici. Je dirai seulement, en les comparant aux autres sources des Pyrénées, qu'elles sont plus riches en chlorure de sodium, qu'elles ont aussi une proportion plus forte de sulfate de chaux et de matière organique contenant du soufre. Elles n'ont pas de barègine, peu de silice et, de toutes les eaux de cette région, ce sont les moins alcalines. L'acide sulfhydrique paraît se dégager du sulfure de sodium au contact de l'air; il est dosé à 5 milligrammes, et le sulfure à 2 centigrammes environ. (E. Cazenave, d'après diverses analyses) (1).

III.

ACTION PHYSIOLOGIQUE

Administrées à l'homme sain, ces eaux produisent les effets suivants :

Sur le système nerveux. — Agitation particulièrement nocturne avec rêves, cauchemars, céphalalgie sus-orbitaire, bour-

---

(1) Un de mes amis, qui a passé plusieurs années dans les Pyrénées, le docteur C. Ozanam, me faisait observer que les Eaux-Bonnes font partie d'un ensemble de sources appartenant à la plus grande des fissures terrestres. Cette fente commence à l'Océan, à Cambo, dont les eaux sulfureuses n'ont que 14°, et sont à la fois sulfureuses et purgatives salines, par suite, sans doute, d'infiltration d'eau de mer. Puis, d'Occident en Orient, on voit la profondeur des sources augmenter ainsi que la chaleur : 31° aux Eaux-Chaudes, 33° aux Eaux-Bonnes, 24° à 60° à Cauteret, 66° à Luchon, 77° à Ax. Puis la fissure terrestre émerge en Corse où l'on trouve encore des sources chaudes, en Sicile et en Italie où les éruptions volcaniques se font enfin jour. De là, dans l'Archipel où plusieurs îles artificielles ont paru tour à tour, surtout à Santorin, par suite d'éruptions sous-marines, et enfin en Asie-Mineure où l'on trouve les eaux de Brousse qui ont jusqu'à 89°.

donnements d'oreilles et même vertiges. Excitation des facultés intellectuelles. Bordeu comparait ces effets à ceux du café.

Sur la circulation. — Accélération du pouls, augmentation de sa force et de sa résistance, augmentation de l'impulsion du cœur, irrégularité de ses battements.

Sur les voies digestives. — Excitation de l'appétit, activité de la digestion, quelquefois diarrhée, ou au contraire constipation. Sécheresse de la gorge avec chaleur et picotements, déglutition difficile, quelquefois douloureuse. Ces derniers phénomènes s'accompagnent souvent d'une injection des amygdales, du voile du palais et de ses piliers et de la paroi du pharynx; mais ils ne sont pas constants : c'est l'angine sulfureuse.

Sur les voies respiratoires. — Un peu de toux, de dyspnée et quelques douleurs le long de la trachée. Douleurs scapulaires et sternales, avec sensation de chaleur dans la poitrine.

Sur la peau. — Moiteur prononcée avec odeur sulfureuse, sueurs abondantes, générales et qui coïncident avec l'augmentation des forces.

Sur les organes urinaires. — Sécrétion abondante d'urine, qui succède aux sueurs, énergie de la contraction de la vessie.

Sur les organes de la locomotion. — Activité et besoin de marcher, augmentation notable des forces, puis affaissement et prostration.

Si l'expérimentateur porte quelque affection des appareils ou des organes précités, on peut remarquer une aggravation momentanée des symptômes. Chez les gastralgiques, les dyspeptiques alors même que les doses sont faibles, on voit survenir des chaleurs, des crampes, une sensation de barre épigastrique, une tension gazeuse, des défaillances, un flux dyssenterique. Dans les affections pulmonaires, il s'établit une sorte de bronchite thermale et les symptômes disparus ou assoupis reviennent ou se réveillent : la dyspnée augmente, la toux est plus fréquente, plus douloureuse, l'expectoration est plus abondante, elle change de nature, puis elle diminue; il y a enfin des hémoptysies. A la peau on constate le réveil des affections cutanées, notamment des syphilides. Le flux hémorrhoïdal et la congestion des vaisseaux hémorrhoïdaux ont été signalés ainsi que l'aggravation des symptômes de la fistule à l'anus.

En résumé, il y a accroissement des forces générales de l'individu, — excitation de tous les phénomènes fonctionnels, — activité notable des sécrétions de la peau, des muqueuses et des appareils glandulaires viscéraux. On constate un effet primitif d'excitation, une période d'apaisement et, outre cette action générale, une action élective toute spéciale sur les fonctions respiratoires.

On doit reconnaître que chez quelques malades les phénomènes qui viennent d'être indiqués sont peu apparents; mais cela n'infirme pas l'action thérapeutique. Comme tous les médicaments riches en propriétés curatives, les eaux atteignent leur but par des procédés divers, calqués sur les méthodes naturelles de guérison. Cette question viendra plus tard à sa véritable place, je me borne pour l'instant à dire qu'il ne faudrait pas conclure de la nullité des effets physiologiques ou de leur médiocre intensité à la nullité ou à l'insuffisance des effets curatifs. Lorsqu'ils sont peu sensibles, les malades les remarquent d'autant moins qu'ils s'attendaient à être fort éprouvés. Aussi quand on les verra revenir en voie d'amélioration et disant cependant : « Les eaux n'ont rien fait; nous en avons pris une demi-saison en plus, une deuxième saison, cela n'a pas produit d'effet. » Le médecin ne se croira pas obligé d'admettre sur parole un tel jugement, pas plus qu'il n'admettra que le mercure par exemple n'a pas rempli ses engagements, parce qu'il n'aura pas déterminé ces salivations qu'on cherchait jadis à produire et qu'on cherche aujourd'hui à éviter.

On voit au contraire des malades qui sont contraints de renoncer à l'usage des eaux, tellement ils trouvent rudes, insupportables, des actions physiologiques qui deviendraient peut-être en effet fâcheuses si l'on poursuivait leur application. J'ai vu des malades, au bout de deux à trois jours de cure commencée à des doses très-modérées, ressentir une céphalalgie extraordinaire avec insomnie opiniâtre et des douleurs thoraciques qui les faisaient s'arrêter. Ayant repris quelques jours après le cours du traitement, il fallait recourir à des moyens dérivatifs énergiques, suspendre tout, et enfin quitter la station par ordre du médecin. L'un de ces malades avait bu pendant l'hiver des eaux transportées et n'avait pas pressenti de tels effets, ce qui prouve, pour le dire en passant, qu'il y a une différence notable entre les eaux transportées et les eaux bues à la source.

Ces faits sont rares, au surplus et, pour demeurer dans l'équité en ce qui concerne les accidents dus aux effets physiologiques des eaux, on doit tenir compte de toutes les causes de production de ces accidents. L'altitude à elle seule peut ranimer les attaques d'asthme chez ceux qui y sont sujets, elle peut produire des congestions, des hémoptysies, des apoplexies. Le refroidissement du soir, quand la peau est halitueuse et quand le promeneur ne s'est pas muni de vêtements supplémentaires, les excès d'alimentation, qui sont communs, jouent leur rôle dans les retours de dyspepsie, les diarrhées et les dyssenteries. On a accusé l'eau fraîche et limpide qu'on boit aux Eaux-Bonnes de produire ces désordres : elle descend des neiges, elle est peu aérée, elle est froide. Beaucoup de gens boivent de l'eau panée, mais il n'en est pas moins vrai qu'on mange trop en général ; l'eau sulfureuse excite l'appétit au début, il faut donc se défier de ses sollicitations exagérées et des tables d'hôte trop bien servies.

M. Andrieu, dans son remarquable essai sur les Eaux-Bonnes, dit que la tolérance des eaux par l'organisme et leur puissance curative suivent une progression décroissante. Cette loi se retrouve dans un grand nombre de médications ; l'économie se refuse à admettre indéfiniment tel ou tel agent médicinal et dès lors ses vertus curatives diminuent ou disparaissent, tandis que l'action physiologique de cet agent, se poursuivant sur les organes, les expose à des affections dues au médicament lui-même.

Malgré leur décroissance d'activité curative, on utilise les eaux avec avantage une deuxième, une troisième fois dans le traitement d'une maladie qui a déjà subi un temps d'arrêt. Celui-ci est un premier pas vers la guérison et, pour soutenir le mouvement commencé, il n'est pas besoin d'une intensité d'action égale à la première cure. Je parle ici, bien entendu, de cures faites d'une année à l'autre et non de cures successives dans une même saison. Ces dernières ne sont en quelque sorte que les temps divers de l'action thermale, ménagés avec plus ou moins d'art et de succès par le médecin des eaux, en vue d'un effet à produire sur l'état morbide. Quand on reconnaît qu'il se laisse enrayer et qu'on est arrivé à la saturation thermale, on n'a rien de mieux à faire que de s'en tenir là. La guérison sera le fruit du temps. Il est donc à peu près certain qu'une cure commencée dans des conditions satisfaisantes n'exposera pas le malade à des accidents pendant sa durée. D'une année à l'autre, on peut prévoir ce qui arrivera, si la première expérience a été encourageante. Un peu moins d'effet curatif et peut-être quelques phénomènes d'intolérance gastrique qui indiqueront ce qu'il y a de mieux à faire par la suite. Enfin, si la première expérience a été nulle ou contraire, il vaut mieux s'abstenir des Eaux-Bonnes et chercher ailleurs une médication mieux indiquée. L'alternance de ces eaux avec d'autres, différentes par leur composition chimique, a quelquefois permis de revenir plus tard avec avantage aux Pyrénées. Mais autre chose est de prévoir si une première épreuve sera bonne ou mauvaise. J'essaierai au chapitre des indications et des contre-indications d'établir quelques données pratiques qui pourront faire éviter des erreurs trop compromettantes ; cette question, l'une des plus importantes à coup sûr, à tous les points de vue, est cependant une de celles qui offrent le plus de desiderata. La grande affaire pour un praticien qui se respecte, qui respecte son art et ses clients, n'est pas d'envoyer aux Eaux-Bonnes le plus grand nombre possible de phthisiques, mais bien de n'y envoyer que ceux à qui ces eaux peuvent faire du bien et de les interdire à ceux qui s'en trouveraient mal.

IV

Comment doit-on entendre l'expression de Guérison de la Phthisie ?

Les anciens croyaient à la guérison de la phthisie. Depuis Bayle et Laënnec, qui nous a le premier complètement décrit l'évolution du tubercule, nous y croyons moins et cependant l'inventeur de l'auscultation nous démontrait en même temps la guérison du tubercule. Beaucoup de travaux ont été faits sur la transformation de ce produit morbide et tous ont confirmé ce qu'avait dit ce grand médecin. On sait positivement, et chacun de nous a pu le vérifier, que les tubercules peuvent devenir crétacés ou calcaires et demeurer dans nos organes comme des corps étrangers inoffensifs, que les cavernes se guérissent, qu'on trouve à leur place des cicatrices avec conservation de la cavité vide ou remplie de matière crétacée ou calcaire, ou enfin des cicatrices fermées fibro-cartilagineuses ou celluleuses (Rogée. Valleix). On sait de plus que ces vestiges d'anciennes lésions se rencontrent chez des sujets morts de maladies étrangères à la diathèse tuberculeuse et enfin, ce qui est plus concluant encore, chez des vieillards morts de caducité. Il faut donc bien admettre, puisque l'anatomie pathologique le prouve, que la phthisie pulmonaire peut s'arrêter dans son cours et que le tubercule s'est converti en un produit désormais étranger à toute activité morbide.

On a dit aussi qu'il se faisait peut-être une guérison par résorption du tubercule à son premier degré, c'est-à-dire à cet état que Bayle appelait la granulation miliaire. Cette opinion n'est pas rigoureusement démontrée, elle n'a que des présomptions en sa faveur. On a vu des sujets reconnus tuberculeux par les médecins les plus compétents se guérir pourtant sans conserver *les moindres indices* d'une lésion pulmonaire bien constatée avant la cure (R. Briau).

Mais cette lésion pulmonaire susceptible de guérison par l'un des modes qui viennent d'être indiqués, quel rôle joue-t-elle dans la maladie ? Le poumon d'un phthisique qui suit ses périodes est un organe qui devient de plus en plus impropre et fatal à l'hématose. Ce n'est pas seulement l'envahissement tuberculeux qui diminue progressivement l'étendue de l'organe et la sphère inflammatoire ou congestion péri-tuberculeuse, bien plus considérable encore comme volume que le tubercule, qui nuisent à cette opération vitale. Les travaux de Schrœder van der Kolk et ceux de M. Natalis Guillot ont démontré en outre qu'il se crée un appareil de circulation tout nouveau autour des dépôts tuberculeux, un système de vaisseaux inconnus dans l'état physiologique et qui sert à nourrir le produit anormal. Il active son évolution, il fournit ensuite à la suppuration des cavernes et à l'hémoptysie. Il prend peu à peu la place des rameaux de l'artère pulmonaire, dont il restreint graduellement la fonction. Le sang qu'il charrie est emprunté à l'aorte par les artères bronchiques, il ne va pas aux cellules pulmonaires ; il est reversé directement au cœur par les veines pulmonaires et, quand il entre dans la circulation générale, il est impropre à la nutrition. Le malade perd donc par insuffisance de la masse du sang revivifié et par emploi de sang altéré. Il perdra bientôt encore par la suppuration des cavernes.

On comprend que le rôle de ce produit pathologique acquiert une influence de plus en plus grande sur la préparation de la période cachectique et qu'il y a un instant où il devient un générateur actif des désordres de la nutrition. Aussi faudrait-il agir de bonne heure au moyen de la médication thermale, il faudrait que le praticien pût devancer dans son diagnostic l'instant où la lésion pulmonaire n'est arrivée à l'évidence que parce qu'elle est déjà considérable ; car tandis qu'on constate au sommet du poumon le deuxième ou le troisième degré de l'évolution du tubercule, il est très-probable, que dans d'autres parties de l'organe, il s'est opéré des poussées de tubercules qui commencent. Le diagnostic rigoureux exige des signes précis et les granulations miliaires sont loin d'offrir ce caractère. Cependant c'est à ce moment, qui ne fournit que des renseignements un peu vagues, des présomptions plus ou moins fondées, que se placerait avec le plus d'utilité pour le malade la cure thermale, cette diversion efficace contre les concentrations morbides.

Les anciens, qui ne connaissaient pas les ressources admirables que nous a trouvées le génie de Laënnec, savaient tirer meilleur parti que nous peut-être des renseignements fournis par l'état général du malade. Le facies cachectique donnait l'éveil de bonne heure : l'altération des traits, la décoloration ou la coloration mal distribuée du visage, l'amaigrissement, la teinte terne des cheveux, le changement de caractère, la perte des forces, la fatigue de la mémoire, tous ces symptômes qui, par leur association et leur concours avec les troubles fonctionnels des organes respiratoires, prennent une certaine valeur, n'autorisent-ils pas à recourir aux grands moyens? Les présomptions enfin ne se trouveront-elles pas confirmées si l'auscultation et la percussion permettent de constater les premiers indices d'une localisation morbide au sommet des poumons? Indices très-vagues s'ils sont démêlés avec peine dans une situation générale rassurante, mais presque significatifs s'ils se rencontrent dans une organisation qui dépérit.

L'état cachectique porte surtout sur les fonctions de formation ; l'équilibre des sécrétions et de la nutrition est à peu près complet dans l'état de santé ; mais ici la réparation ne se fait plus, ou, si elle se fait encore, les pertes sont supérieures. Malgré un appétit marqué et une digestion bonne en apparence, les aliments ne profitent plus et l'amaigrissement fait des progrès, quoique la colliquation ne soit pas encore arrivée. Or, quand un individu fait un produit anormal, les fonctions et les sécrétions normales s'arrêtent : le malade qui est dans la situation que je viens d'esquisser fait donc des tubercules.

Dans la phthisie périodes de la maladie et degrés d'évolution du produit anormal ne vont pas toujours de pair, ils ne sont pas forcément un reflet l'un de l'autre. Quelquefois c'est la touche cachectique qui donne l'alarme et le médecin est surpris de ne pas trouver des désordres locaux en corrélation avec les apparences; d'autres fois, au contraire, il reconnaît une profonde lésion organique, tandis que l'état général s'est conservé et c'est lui qui va prédire, à des gens sans inquiétude, l'arrivée prochaine de cette période fatale. Pour prendre un parti, il ne faut donc pas attendre le concours de phénomènes qui ne marchent pas toujours du même pas.

Je sens qu'on va me dire ici qu'en faisant guérir par les Eaux-Bonnes des maladies dont le diagnostic n'est pas rigoureusement déterminé, je vais encore augmenter le doute qui retient les esprits sévères à l'égard de la curabilité de la phthisie. Je ne puis faire autrement que de reconnaître la justesse de l'objection et, s'il s'agissait de faire une statistique à l'appui de cette thèse contestée, j'avoue que l'objection resterait dans toute sa force; mais telle n'est pas pour nous, praticiens, l'unique question qui se pose à propos d'un malade. Il serait fâcheux, assurément, de faire passer pour phthisique celui qui ne l'est pas; mais il serait encore plus fâcheux de priver un malade d'un moyen utile, sous ce prétexte qu'il n'est pas un phthisique avéré. Au surplus, aller aux Eaux-Bonnes ce n'est pas se classer formellement parmi les poitrinaires, quoiqu'il y en ait beaucoup et dans un cas douteux, même pour plusieurs médecins réunis en consultation, le malade, que sa position de fortune autoriserait d'ailleurs à faire ce voyage, serait envoyé là qu'il en profiterait et il n'y aurait de regrettable dans cette méprise que d'avoir cru à tort à une phthisie qui n'existait pas. J'admets, bien entendu, que l'indication est ici légitime et j'ai à peine besoin d'ajouter que l'indication ne se déduit pas nécessairement du diagnostic. Dans la médecine ordinaire, quand nous avons à traiter une bronchite suspecte, soit par sa longueur, soit par quelque symptôme inquiétant, soit par des conditions d'hérédité, nous tâchons de faire accepter au malade l'huile de foie de morue ou tout autre remède, en lui disant bien qu'il n'est pas poitrinaire, mais sans pouvoir nous rendre à nous-mêmes ce témoignage que nous sommes sûrs s'il l'est réellement ou s'il ne l'est pas. Pourtant nous le traitons comme tel, parce que ces remèdes sont indiqués par un ensemble de conditions morbides, qui peuvent cacher ou non une diathèse tuberculeuse et que cette médication conviendrait dans les deux hypothèses. Pourquoi donc ferions-nous autrement quand le remède indiqué est les Eaux-Bonnes?

V.

ACTION THÉRAPEUTIQUE.

Souvent, en voyant s'opérer la guérison, on reconnaîtra dans le procédé suivi par la nature ce grand art, vanté par Bordeu, de la transformation d'une maladie chronique en maladie aigüe, ou, en d'autres termes, le changement de type d'une maladie à marche lente, irrégulière, sans travail de réaction contre le produit pathologique, en une maladie à marche courte, réglée, à réaction et à fin critique. D'autres fois, au contraire, il n'y aura qu'une suspension des phénomènes morbides croissants, une ébauche de guérison, un temps d'arrêt qui attendra une nouvelle cure pour s'affermir, pour s'effectuer définitivement et l'on verra ce terme arriver, sans manifestation bien appréciable, par une calme et lente restauration de la santé.

On sait que les eaux sont manifestement excitantes. Les fonctions s'animent, les sécrétions normales augmentent et tendent peu à peu à reprendre le pas sur les sécrétions morbides. Les sueurs, l'urine, le flux biliaire se modifient dans leur nature, leur quantité et leur mode de production. Les maladies existantes traversent une sorte de phase d'acuité; cela est commun pour les affections pulmonaires; cela est encore évident pour les affections cutanées; enfin, il peut survenir des éruptions thermales.

Dans les affections pulmonaires, la congestion qui s'empare des organes, les modifications de la toux, de l'expectoration représentent bien cette tendance de la maladie à changer de type ou, pour parler plus exactement, ces transformations symptomatiques indiquent bien qu'une affection révulsive tend à absorber la première, à l'entraîner et à la confondre dans son mouvement. De deux choses l'une, où la réaction sera efficace et salutaire, elle amènera un effort conservateur, ou bien cette réaction impuissante et qui n'aura pas trouvé de fonctions assez intactes pour la soutenir et la faire triompher du mal, précipitera la consomption. Je l'ai déjà dit, dans une maladie avancée, l'affection locale enracinée dans l'organisme vivant est devenue un centre qui fait converger vers lui toutes les forces; il faut donc un puissant modificateur pour décentraliser ce concours, fortifier les organes en excitant leurs fonctions, réparer la nutrition et frapper d'impuissance l'affection locale.

On s'est demandé si les eaux sont spécifiques de la tuberculisation pulmonaire et l'on a fait beaucoup d'analyses pour surprendre l'agent actif. C'est le soufre assurément qui est le médicament le plus saillant; mais encore faut-il admettre qu'il doit être associé, dans ce liquide engendré mystérieusement, à certains autres principes et d'une certaine manière, afin que la supériorité des Eaux-Bonnes sur les autres sources sulfureuses, dans ce cas particulier, puisse se comprendre. En attendant que les recherches faites à cet égard fournissent des résultats satisfaisants, on doit se résigner à étudier ces eaux comme un médicament complexe, comme une unité collective. Mais sont-elles spécifiques, détruisent-elles la cause de la maladie par un de ces procédés merveilleux qu'Hippocrate appelait déjà *Specifica vel ignota?* Cette question sera, je pense, résolue par ce qui va suivre.

L'unité d'action thérapeutique n'existe pas plus que l'unité d'action physiologique des médicaments. Cette dernière dépend de l'état du médicament, car il peut être solide, liquide, gazeux, de sa température, de son degré de divisibilité, de ses conditions de solubilité, de sa dose, de son mode d'application, de la voie par laquelle il est introduit dans l'économie et, quoique ce soit bien toujours le même médicament, il donne lieu cependant à des effets divers. Les propriétés physiologiques des eaux se modifient donc suivant quelques-unes de ces conditions et leurs propriétés curatives se modifient de la même manière. Les propriétés spécifiques seules échappent à cette loi; elles ne s'expliquent pas par les effets physiologiques, puisqu'il n'y a rien de comparable dans l'action physiologique d'un médicament appliqué à l'homme sain avec cette action curative incompréhensible qui guérit, on ne sait pourquoi ni comment, certains états morbides. (J. P. Tessier. Cours de mé-de médecine générale à l'hôpital Beaujon, 1858.)

Il résulte dejà de ces considérations qu'il est presque oiseux de rechercher des actions spécifiques dans les Eaux Bonnes, puisqu'on a vu dans le tableau des effets physiologiques figurer la plupart des procédés de guérison dont se sert la nature médicatrice, procédés qui servent de modèle à l'art que je vais faire ressortir.

Lorque les actions physiologiques se convertissent en actions thérapeutiques, on voit se maintenir cette diversité de propriétés.

Les Eaux-Bonnes sont *évacuantes* des urines, des sueurs, de l'expectoration, du flux biliaire et ce mode de guérison naturelle, l'*évacuation*, est quelquefois assez apparent.

Elles sont *altérantes* par le changement insensible qu'elles produisent dans les parties solides et liquides pour les ramener à l'état normal. C'est en vertu de ces propriétés que s'opèrent les cicatrisations des cavernes, la résorption des fausses membranes et du liquide pleurétique, la résolution des congestions, des inflammations, des fluxions du poumon, des bronches, du larynx, la transformation des produits pathologiques en matière crétacée ou calcaire, leur isolement et leur enkystement au milieu des tissus redevenus sains. Elles sont encore *altérantes* quand elles font reprendre au sang la proportion normale de ses éléments.

Elles sont *dérivatives* par les affections nouvelles qu'elles font naître et par les anciennes affections qu'elles réveillent dans les organes et les fonctions étrangères à la sphère de vitalité de l'organe malade. Ainsi les éruptions dartreuses, les douleurs rhumatismales et goutteuses, les coliques hépatiques, la gravelle, le flux hémorrhoïdal, etc., etc.

Elles sont *révulsives* en développant un état inflammatoire aigu, une fluxion thermale dans les organes qui sont le siége d'affections chroniques, l'angine spéciale, la congestion pulmonaire médicamenteuse.

Elles sont *homœopathiques* lorsqu'on les considère comme guérissant chez l'homme malade des phénomènes contre-nature analogues à ceux qu'elles auraient pu produire chez l'homme sain. Bordeu disait : « Parmi toutes les propriétés de nos eaux, il en est une qui me paraît singulière, c'est la vertu qu'elles ont de porter à la poitrine. »

Si l'on étudie les observations publiées, on peut retrouver dans le mécanisme de la guérison une ou plusieurs de ces méthodes naturelles. Quelquefois elles se succèdent, l'une commence, l'autre achève et complète la cure. D'après ce que j'ai observé moi-même, elles agissent très-souvent par leurs propriétés altérantes. Peut-on contester ce mode d'action ? De quel nom appeler cette modification de l'état général et de l'état local qui s'effectue sans phénomènes dérivatifs ou révulsifs ? Le malade guérit peu à peu et il n'a pas éprouvé les effets physiologiques signalés comme des effets communs; mais non comme des effets nécessaires. Le mode altérant est le plus favorable parce qu'il est le plus efficace, le plus profond, et enfin parce qu'il n'offre pas les dangers des révulsions, des dérivations ou des évacuations excessives. Au surplus, il est admis par les hydrologistes (*Annales de la Société d'hydrologie. Paris* 1862). Il agit directement sur la nutrition, tandis que les autres n'y arrivent que par une voie détournée et après avoir sollicité des réactions dans les organes. C'est enfin l'idée de la tendance actuelle de la thérapeutique thermale et j'ai dit en quoi ses habitudes diffèrent des errements de Bordeu.

Les eaux peuvent donc être *évacuantes, révulsives, dérivatives, altérantes, homœopathiques,* exclusivement ou tour à tour chez le même individu et la médecine ordinaire nous offre trop d'exemples de cette diversité de propriétés dans le même médicament pour qu'il soit nécessaire d'insister. (Le mercure, l'ipécacuanha, l'antimoine, etc.).

Quelle que soit la méthode curative naturelle qui s'exerce, voici ce qu'on peut souvent observer dans l'organe malade. Des craquements secs se font entendre dans des points où l'on ne percevait plus que le souffle bronchique et la percussion commence à trouver une matité moindre dans cette région. Peu à peu ces phénomènes deviennent plus accusés et le retour aux conditions normales se prononce, se perfectionne et se maintient : Il est évident que la congestion péri-tuberculeuse s'est dissipée. Toutefois il ne faudrait pas toujours compter sur des résultats aussi immédiats. Pendant toute la durée de la cure, l'état local peut rester sensiblement le même, sans qu'il y ait lieu de désespérer du succès et, si les conditions générales de la santé subissent une heureuse influence, on doit attendre avec confiance. Après avoir poursuivi la cure thermale aussi longtemps que l'ont permis les dispositions de l'individu, il faut attendre patiemment pendant plusieurs mois peut-être l'effet des eaux. En auscultant le malade de loin en loin, on sera surpris quelque jour de trouver l'affection pulmonaire disparue.

On s'étonne d'entendre dire que 20, 30, 40 jours de traitement thermal puissent suffire à procurer des résultats aussi merveilleux, tandis que les guérisons obtenues par la médecine ordinaire sont si longues. Mais si l'on veut bien y réfléchir, les eaux thermales ne guérissent pas si rapidement non plus. Si la première cure a pu arrêter la poussée tuberculeuse, elle a remis tout au plus l'économie dans la situation où elle se trouvait avant l'affection grave ou légère qui est venue mettre en jeu une prédisposition antérieure, héréditaire ou acquise ; mais tout n'est pas fini pour cela. La cachexie s'est établie lentement, elle ne disparaîtra que lentement, il faudra confirmer cette guérison, qui ne s'achèvera peut-être pas seule, même au milieu de bonnes conditions hygiéniques ; il sera très utile, sinon indispensable, de revenir à ce puissant décentralisateur pour tenir éloignée de ses organes électifs une activité morbide qui peut se réveiller à la moindre cause déterminante, il faudra fortifier la constitution afin de la rendre moins accessible à ces mêmes causes déterminantes ou occasionnelles. Combien faudra-t-il de temps pour refouler indéfiniment toute menace de tuberculisation et affranchir l'économie de cette diathèse ? On ne peut le dire, cela dépend de tant d'éléments inappréciables *à priori*. Le seul criterium est l'état du malade, absolument comme dans n'importe quel traitement.

Mais un doute reparaît peut-être à l'improviste et vient troubler les convictions qui s'emparent de l'esprit. On se pose cette question : les améliorations produites ne seraient-elles pas exclusivement l'effet des conditions hygiéniques spéciales de la station ? Pour répondre catégoriquement, il faudrait pouvoir séparer l'une de l'autre des influences qui, quoique diverses, sont forcément associées. Les faits sont rares où l'action thermale apparaît clairement, évidemment, dégagée de toute autre contribution curative. Il y a même impossibilité d'isoler le traitement médicamenteux des moyens hygiéniques accessoires, car si le malade boit trois ou quatre fois par jour l'eau sulfureuse, il respire vingt-quatre mille fois dans le même temps un air que les conditions d'altitude rendent sensiblement différent de l'atmosphère habituelle. Ensuite, il y a les cas mal définis, les diagnostics douteux et les erreurs de diagnostic. Certaines maladies auraient guéri, grâce aux seuls agents hygiéniques, cela est probable.

Pour se rendre compte du mérite de la médication thermale, il suffit d'établir, et je crois l'avoir fait, que les eaux ont une action physiologique appréciable : l'agent est donc actif. Il suffit ensuite d'avoir vu ou de savoir qu'il y a des phthisies enrayées dans leur marche et immobilisées depuis un certain nombre d'années pour rapporter ces résultats à l'agent actif employé. Je ne présente pas, il est vrai, d'observations écrites ; mais quand, depuis Bordeu, nombre de médecins ont recueilli et contrôlé des observations probantes, pourquoi n'y ajouterait-on pas foi ? Quel que soit le nombre des faits douteux à déduire de cette collection considérable, il en reste assez d'authentiques et de vraisemblables en faveur de mon argument.

L'importance des conditions hygiéniques est considérable. Elles exercent leur action sur l'état général ; elles suffisent amplement à achever les convalescences, à rétablir dans la santé un équilibre détruit par une maladie antérieure ou un trouble dynamique des fonctions ; mais on aura beau nourrir un phthisique, réparer tant bien que mal ses pertes journalières et prolonger la lutte en augmentant ses moyens de résistance, tant que la lésion pathologique, implantée dans un organe vital comme le poumon, lésion progressive, à marche fatale, n'aura pas été atteinte dans son génie morbide, on n'aura fait que de la médecine palliative dont l'insuffisance sera démonrée d'un instant à l'autre.

Si encore la phthisie était une de ces maladies qui ont assez souvent des crises naturelles favorables, on comprend qu'en gagnant du temps on arriverait peut-être à l'instant où cette solution heureuse va s'opérer ; mais on sait assez ce qu'il en est et personne ne reste dans l'expectation. Tous les jours on célèbre de nouveaux spécifiques. Quels sont d'ailleurs les phthisiques qu'on guérit par la seule transplantation dans d'autres climats ? Ce sont des phthisiques en perspective, des enfants de phthisiques, des gens sous l'imminence de cette diathèse ou après une poussée tuberculeuse apaisée ; mais quand cette maladie est en puissance d'évolution, il faut une action médicamenteuse pour lui faire rebrousser chemin. Or, les malades, aux Eaux-Bonnes, ont pris un médicament, ce médicament a des propriétés remarquables, il a été administré suivant des règles consacrées par la tradition, on a vu le mal s'arrêter dans sa période d'augment, rester stationnaire, puis se retirer tout à fait de la scène parce qu'il a perdu son activité morbide : que veut-on de plus concluant ?

Ne soyons donc pas d'un rigorisme exagéré dans l'appréciation d'un traitement thermal. Ne le soyons pas plus qu'à l'égard de toute autre médication. Quand nous soignons chez nous des scrofuleux, des chlorotiques, etc., nous nous gardons bien de les priver d'une hygiène bien entendue, souvent toute spéciale, et nous laissons son rôle au médicament dans l'œuvre de la guérison (1).

Enfin, avons-nous besoin de nous défendre d'une complaisance intéressée pour la médication thermale, nous autres médecins de province, attachés à des clientèles plus restreintes, mais, en revanche, plus fidèles, clientèles que nous tenons à conserver et que nous ne quittons momentanément qu'avec regret ? Je crois, au contraire, que nous sommes prémunis contre les entraînements enthousiastes, nous voyons les malades avant les *cures thermales*, nous les voyons après, et cette surveillance ne nous permet guère de cultiver longtemps des illusions; je pense donc que nous pouvons êtres des juges impartiaux dans cette matière, et je vais m'efforcer d'en donner la preuve dans ce qui suit.

---

(1) On paraît d'accord sur ce point, que les eaux minérales exercent des actions sur le corps de l'homme sain et malade ; mais la question de savoir quelle est la cause de cette action, est toujours livrée à des controverses interminables. C'est un agent physique, c'est un agent mécanique, c'est un agent dynamique, c'est sa minéralisation, c'est sa thermalité, ou bien c'est une sorte de médicament animé, composé et cependant naturel, ayant une végétation cryptogamique en rapport avec une température propre, liquide dont les propriétés se perdent, en même temps que son unité, dès qu'il n'est plus à l'état naissant (Pidoux).

Enfin, M. Scoutetten, dit avoir découvert le mot de l'énigme et trouvé une définition. La voici : « Les eaux minérales sont des liquides de température variable et de composition diverse, ayant subi dans leur parcours souterrain une modification allotropique (changement de propriétés chimiques et physiques sans changement de composition) due à des actions électriques qui leur donnent des propriétés excitantes de courte durée. »

« Le mode d'action des eaux minérales tient à deux faits importants qui sont corrélatifs : 1° C'est que les fonctions de l'organisme ne s'accomplissent que sous l'influence de l'électricité, fluide incessamment produit par le contact du sang rouge avec le sang noir et par toutes les actions chimiques et physiques qui se passent dans notre corps; 2° c'est que les eaux minérales prises à la source sont excitantes, propriétés qu'elles doivent à une modification moléculaire déterminée aussi par l'action prolongée de l'électricité. » (*De l'électricité considérée comme cause principale de l'action des eaux minérales sur l'organisme*. Paris, 1864.)

Je ne sais si l'auteur de cette ingénieuse explication parviendra à réduire par ses expériences les objections qui s'élèvent contre sa théorie. Je me borne à la citer pour mémoire et sans entrer dans une discussion qui n'est pas absolument indispensable à la solution pratique que je poursuis.

VI.

DES INDICATIONS ET DES CONTRE-INDICATIONS.

Il ne suffit pas de faire entrer un cas donné dans cette classification banale de phthisie torpide et de phthisie éréthique pour décider si les eaux lui conviennent ou si elles ne lui conviennent pas. Il ne suffit pas non plus de considérer le degré d'avancement de la lésion pulmonaire, quoique ce caractère ait une grande importance. Il faut encore tenir compte d'autres considérations tirées de la forme, de la période, de la marche, de la cause de la maladie, des affections antérieures ou co-existantes, du tempérament, de l'hérédité, etc.

Hufeland pose ce principe : *Il faut généraliser les maladies le plus possible. et individualiser le malade dans la même proportion.* Il en résulte, dit M. Andrieu dans son *Essai*, qu'aucun symptôme ne contre-indique d'une manière absolue les eaux. Tout dépend des rapports des symptômes entre eux, avec la lésion organique et avec l'état général du malade.

La forme aigüe de la phthisie est une contre-indication formelle.

Suivant quelques praticiens, on ne devrait pas être aussi absolu pour la forme hémoptoïque. L'hémoptysie est un symptôme qui effraie les malades et qui n'effraie pas toujours autant les médecins, quand l'état fébrile, la lésion, les douleurs, les spasmes, le tempérament sanguin ou la pléthore ne s'y joignent pas comme autant d'autres contre-indications.

La forme bénigne, la forme lente, la forme commune trouvent des indications. Prises au début, ces formes de la phthisie ont chance de s'arrêter et de guérir.

Plus tard, quand il y a des symptômes de cachexie, ou que le ramollissement des tubercules est évident, la question est plus épineuse. Cependant, si la lésion est bornée à un poumon, et si l'état fébrile est sans prédominance marquée, on doit encore essayer. Si la période cachectique est confirmée, les chances de guérir diminuent ; mais il n'y a pas encore imprudence à soumettre le malade à la cure thermale, lorsque les fonctions digestives sont conservées et que la colliquation n'a pas imprimé son cachet aux sueurs et à la diarrhée. Dans la forme lente, par exemple, l'indication trouvera longtemps sa place.

Quant à la lésion pulmonaire, c'est moins le degré d'avancement de la lésion qui est à redouter que la multiplicité des points tuberculeux. Une lésion, quoique profonde et étendue, si elle est bornée à un seul organe, peut laisser espérer un temps d'arrêt. Les cas de cavernes cicatrisées, de cavernes même considérables, ne sont pas rares. Quand la cavité persiste chez un malade rétabli, il faut bien croire à la guérison.

Le siége de la lésion a aussi son intérêt : on admet généralement que la tuberculisation du poumon gauche au sommet est la moins grave. Il est plus fâcheux de trouver des lésions dans les deux poumons qu'un égal nombre de points atteints dans le même organe. C'est ici le cas de mettre en regard ces lésions avec la période, la forme et les autres sources d'indications.

Le tempérament sanguin est en général contre-indiqué, les eaux alcalines lui conviennent mieux. On peut redouter des congestions, qui surprennent par leur brusque explosion.

Le tempérament nerveux supporte assez mal les Eaux-Bonnes. L'idiosyncrasie du sujet, ses maladies antérieures ou ses souffrances gastriques en exagèrent encore les inconvénients. En général, les gens nerveux digèrent assez difficilement ces eaux. A chaque instant, il faut s'arrêter dans la progression ascendante des doses ; on est parti de quantités minimes et on ne peut arriver à la dose maximum. Il faut suspendre, décroître ou interrompre tout à fait et soumettre alors le malade à une médication calmante. C'est le lait d'ânesse qui fait cet office, et l'on peut dire qu'on en use largement aux Eaux-Bonnes, puis on revient au bout de quelques jours à l'eau minérale ; mais cette fois avec des correctifs et des adjuvants très-variés, si tant est qu'on n'ait pas déjà débuté de cette manière. Ce n'est pas tout encore, il faut de la thérapeutique plus active pour combattre les complications qui peuvent naître, les bains, les pédiluves, les dérivatifs cutanés, les évacuants, etc. Les gens nerveux sont donc exposés à faire des cures incomplètes, très longues à cause des-coupures et souvent très-insuffisantes à cause de la modicité des doses qu'ils ont pu supporter. On peut dire avec vérité que le tempérament nerveux est exposé à ces inconvénients, mais il ne serait pas également vrai de dire qu'il est condamné à les subir, attendu que les événements infirment souvent ces pronostics.

Le tempérament lymphatique, au contraire, semble prédestiné aux succès, surtout chez les malades à sensibilité obtuse, à fibre lâche, à congestions passives. L'eau se digère facilement et on arrive assez vite à des doses élevées. On leur prescrit une cure, puis une demi-cure ou une cure supplémentaire et ils vont jusqu'au bout. Les actions physiologiques des eaux sont ici peu apparentes; mais elles agissent comme altérantes, et l'on remarque la longue portée de cette action. Deux ou trois mois après le départ, il semble encore que le médicament soit là agissant, quand on suit les phases successives de la restauration.

Un type d'indication est le tempérament lymphatique avec lésion du sommet gauche du poumon.

Une maladie coexistante n'est pas toujours une contre-indication. Si l'on doit hésiter devant une affection organique du cœur, une endocardite chronique, une aortite, il n'en est pas de même devant les troubles nerveux du cœur, la chlorose. Le savant inspecteur des Eaux-Bonnes, M. Pidoux, a fondé toute une doctrine sur le parti qu'on peut tirer des maladies chroniques, soit qu'elles existent chez le phthisique avec des caractères tranchés, soit qu'elles n'existent que chez ses ascendants. On regardera donc comme un élément de succès la production de manifestations rhumatismales ou goutteuses, de névroses, de l'asthme, de coliques hépatiques, de la gravelle. Les affections organiques du cœur, qui en général sont regardées comme des contre-indications, seraient quelquefois d'un utile secours? Car, d'après cette théorie, les eaux amendent la phthisie, en faisant prédominer dans l'organisme des activités morbides qui sont en antagonisme avec la tuberculisation : ce seraient donc de véritables équivalents pathologiques (1) ?

La cause de la maladie peut aussi fournir d'utiles indications. Il faut rechercher si la phthisie est symptomatique de la scrofule. Certaines maladies ont le fâcheux privilége de reveiller les prédispositions tuberculeuses héréditaires ; ce sont notamment la grippe, la pneumonie, la pleurésie, le catarrhe pulmonaire, la rougeole, etc. Cette condition étiologique aura donc une grande valeur aux yeux du médecin, quand il verra une convalescence tardive ou des phénomènes de chronicité excessive suivre ces maladies. Agir à temps sera ici, comme dans le cas où l'on soupçonne l'hérédité, l'affaire capitale.

Le chapitre des indications et des contre-indications est certainement le plus important et il est à regretter qu'il soit le moins avancé. C'est cependant le chapitre pratique par excellence.

Il y a tant de confusion encore dans les éléments de cette question ! On n'est pas d'accord sur le nombre des formes et des variétés de la phthisie. Y a-t-il des phthisies symptomatiques et combien y en a-t-il ? Morton, Sauvages, Portal, etc., en admettaient 15, 18, 21 espèces. Ce que je sais, c'est que Laënnec nous a débarrassés de la plupart de ces prétendues phthisies. Il n'y a plus aujourd'hui que des phthisies tuberculeuses, c'est un point acquis : le produit pathologique, le tubercule, a trop d'importance pour être éliminé de la classification nosologique. Mais encore , combien y a-t-il de phthisies tuberculeuses symptomatiques ? On admet a peu près généralement qu'il y a des phthisies scrofuleuses ; mais encore, est-ce tout ? M. Pidoux essaie de nous faire rétrograder plus loin. Laissons venir les recherches et les discussions sur ces points intéressants, puisque nous sommes armés d'un bon argument

(1) *Considérations sur les variétés de la phthisie et sur les conditions de sa curabilité,* par le Dr Pidoux. Paris, Germer-Baillière, 1864. Voir à propos de l'antagonisme de l'asthme et de la phthisie. Guéneau de Mussy. *Archives générales de médecine,* 1864.

pour sortir de la confusion si, d'aventure, elle se reproduit de nouveau.

Je me résume. Je n'ai pas voulu recommander une panacée. Il n'y a rien de plus rare que les spécifiques : leur courir après, c'est poursuivre le plus souvent des chimères ; mais chercher des indications, c'est autre chose, c'est de la médecine sensée et utile ; c'est moins brillant, mais plus sérieux et surtout plus certain.

On a vu que les Eaux-Bonnes ne sont pas un spécifique de la phthisie pulmonaire. D'abord parce que le procédé de la guérison est toujours modelé sur des méthodes naturelles déduites de leurs propriétés physiologiques, ensuite parce que les contre-indications sont nombreuses. Ces eaux conviennent souvent, mais pas toujours et il ne suffit pas d'être tuberculeux pour compter sur des succès. Je crois cependant qu'en choisissant les cas, on ne s'expose pas à des échecs regrettables et qu'on obtient de bons résultats.

Je termine par les conclusions suivantes :

Les Eaux-Bonnes sont un moyen d'arrêter et de guérir la phthisie pulmonaire.

Pour retirer de ce moyen tous ses avantages, il faut que le sujet présente certaines conditions spéciales et qu'il soit notamment à la première période de la maladie.

Dans la période de cachexie, on peut encore en espérer des services ; mais les succès sont plus rares et ne s'obtiennent que dans des circonstances exceptionnelles.

Vu la gravité du pronostic de la phthisie, le praticien doit prescrire la cure thermale avant même que le diagnostic puisse être posé d'une manière non douteuse. Une année pourrait être perdue dans l'attente de cette confirmation et l'opportunité de la médication thermale pourrait avoir disparu.

Une étude savante du Dr Devalz, médecin consultant aux Eaux-Bonnes (1), publiée à l'instant où s'imprime le bulletin

(1) De l'action des Eaux-Bonnes dans le traitement des affections de la gorge et de la poitrine. Paris, A. Delahaye. Mai 1865.

de la Société de médecine de l'Aube, me rappelle fidèlement les conversations que j'avais l'an dernier avec ce distingué confrère. Il cherchait la vérité sur les effets physiologiques des eaux, au moyen d'expériences sérieuses faites sur lui-même depuis deux ans et dans nos excursions pittoresques et scientifiques avec le Dr Schnepp qui cherchait lui, en vue d'un travail d'une autre nature sur la station thermale, la température de l'air et son degré d'humidité à diverses hauteurs, la température des sources jusqu'à celle des neiges fondantes (1) ; le nouveau théoricien des Eaux-Bonnes nous ouvrait des perspectives sur le système qu'il expose aujourd'hui avec une conviction communicative. — En voici l'aperçu :

L'action stimulante générale est le seul fait important. Elle se révèle dans les systèmes circulatoire, respiratoire et digestif, par des phénomènes d'excitaton qui se développent successivement. Après ces modifications de courte durée, on voit s'opérer dans l'économie, par l'intermédiaire probable des nerfs vaso-moteurs, une dérivation dont le siége est dans l'ensemble des vaisseaux capillaires et les efforts de l'eau minérale se portent sur le mouvement nutritif, l'assimilation et la calorification.

De cette donnée se déduit une formule de l'action thérapeutique : *La diversion générale produite par le médicament, qu'on l'appelle dérivation ou révulsion, constitue le mécanisme tout entier de la résistance à la maladie.*

Tout est donc là, suivant l'auteur. Cette action profonde et prolongée imprime aux fonctions de la vie organique un élan et une prédominance qui font cesser le stimulus concentré dans un organe particulier. Elle rend inutile cette hypothèse d'une action directe et particulière sur l'appareil pulmonaire que Bordeu a mise en crédit, qu'on voit défendue par Andrieu, Darralde, cité par Constantin James, Ed. Cazenave, de Pietra-Santa, R. Briau, Pidoux, etc., dans leurs écrits et par MM. Mane, sous-inspecteur, et Tarras, praticiens habitués de la station depuis un grand nombre d'années.

---

(1) Mémoire de géographie médicale en cours de publication dans les *Archives générales de médecine*. Juin 1865.

Cette idée de la guérison d'une maladie chronique par une affection aiguë, artificielle, médicamenteuse, *eau-bonnaise*, est cependant fondée sur des observations et déduite de la pathogénésie des eaux ; mais l'auteur de l'étude nouvelle affirme qu'on a exagéré outre mesure ce groupe de phénomènes pathogénétiques, que leur fugacité ne peut, en aucune façon, être comparée à l'intensité des manifestations de la stimulation générale et qu'enfin il serait contradictoire d'admettre la coexistence de deux actions agissant en sens contraire.

Je comprends que la théorie de Bordeu, si elle a la prétention d'expliquer tous les faits, doive être tenue pour insuffisante ; mais est-elle une création pure de l'imagination ? J'ai peine à croire à une mystification aussi prolongée et aussi unanime. Est-elle contradictoire avec l'action générale, que l'on admet aussi, mais que personne n'a si bien mise en lumière que le Dr Devalz ? Je ne crois pas non plus. Je vois une différence ; mais je ne vois rien qui s'oppose en principe au rôle successif de ces deux actions. Qu'y a-t-il de plus différent en apparence que l'effet vomitif et l'effet altérant du tartre stibié ? Quand l'action altérante règne, la période vomitive a communément disparu et cependant c'est le même médicament.

Les agents de la matière médicale ont des propriétés diverses qui alternent ou se succèdent, ou même s'excluent. Je n'insiste pas davantage sur ce point faute d'espace et afin d'éviter au surplus de revenir sur une question déjà discutée. Je dirai donc en terminant que, malgré la dissertation savante de l'auteur, les observations qu'il présente à l'appui de sa thèse et le sentiment de mon infériorité, si je compare son expérience à la mienne, je retiens l'action élective des Eaux-Bonnes dans leur histoire physiologique et thérapeutique, et je maintiens ce principe, qu'il ne faut pas chercher dans les médicaments l'*unité d'action*.

TROYES, IMP. DUFOUR-BOUQUOT.

www.ingramcontent.com/pod-product-compliance
Ingram Content Group UK Ltd.
Pitfield, Milton Keynes, MK11 3LW, UK
UKHW020518180726
13839UKWH00005B/2156

9 782329 455259